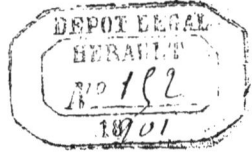

DE
L'ANALGÉSIE MÉDICALE

PAR INJECTIONS

INTRA-ARACHNOÏDÏENNES ET ÉPIDURALES

DE CHLORHYDRATE DE COCAÏNE

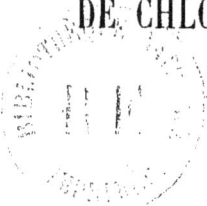

PAR

Henri CRASSOUS

DOCTEUR EN MÉDECINE

MONTPELLIER

G. FIRMIN ET MONTANE, IMPRIMEURS DE L'UNIVERSITÉ

Rue Ferdinand-Fabre et Quai du Verdanson

1901

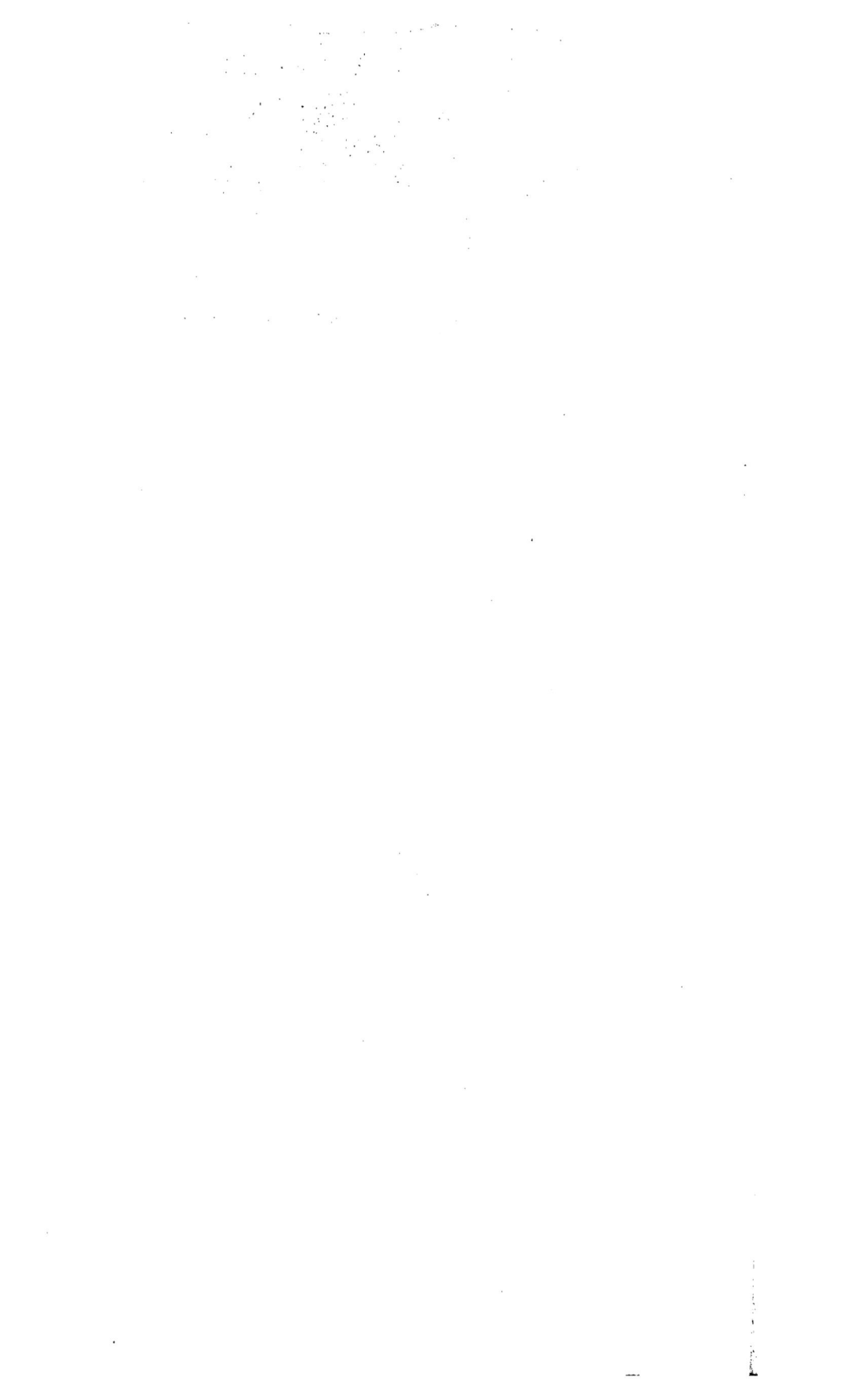

DE
L'ANALGÉSIE MÉDICALE

PAR INJECTIONS

INTRA-ARACHNOIDÏENNES ET ÉPIDURALES

DE CHLORHYDRATE DE COCAÏNE

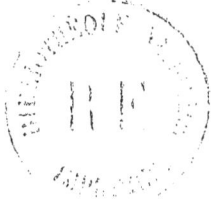

PAR

Henri CRASSOUS

DOCTEUR EN MÉDECINE

MONTPELLIER
G. FIRMIN ET MONTANE, IMPRIMEURS DE L'UNIVERSITÉ
Rue Ferdinand-Fabre et Quai du Verdanson
—
1901

A LA MÉMOIRE DE MON VÉNÉRÉ PÈRE

A MA MÈRE

Faible témoignage de ma profonde affection

H. CRASSOUS.

MEIS ET AMICIS

H. CRASSOUS

A M. LE PROFESSEUR-AGRÉGÉ VIRES

MÉDECIN EN CHEF DE L'HÔPITAL GÉNÉRAL

Témoignage de dévouement.

H. CRASSOUS.

PRÉFACE

Il est une grosse question sur laquelle ne cessent de discuter, depuis quelque temps déjà, les chirurgiens, les médecins et les accoucheurs même, dans les diverses Sociétés de médecine et de chirurgie, c'est la question de la *Cocaïnisation de la moelle*.

Les chirurgiens, après avoir constaté le fait qu'une faible quantité de cocaïne injectée dans le canal vertébral produisait une insensibilité complète des tissus, ont entrevu un nouveau mode d'anesthésie générale digne de retenir l'attention.

Les médecins ont vu en l'injection préconisée, un nouveau traitement contre la douleur.

Les faits qui ont été cités au cours de ces discussions nous ont paru assez intéressants pour être signalés.

Nous négligerons le côté chirurgical de la question et nous nous bornerons à constater les résultats thérapeutiques obtenus par la nouvelle méthode au point de vue purement médical.

Les observations personnelles ne sont pas nombreuses: les circonstances ne nous ont pas été favorables ; aussi est-ce sous forme de simple revue critique que nous présentons cette étude soumise par nous à la bienveillance de nos juges.

Nous avons divisé notre sujet en plusieurs chapitres :

Le premier comprend l'historique ;

Dans le second, il nous a paru indispensable de rappeler en quelques mots la disposition anatomique de la région lombaire et de la région sacrée qui constituent notre champ opératoire ;

Un troisième chapitre est consacré à la technique ;

Un quatrième au mécanisme de l'analgésie ;

Le cinquième nous fournit un certain nombre d'observations soit étrangères, soit personnelles ;

Enfin seront consignés les résultats avec l'explication des faits ;

En dernier lieu nous étudierons les indications et les contre-indications de la nouvelle méthode.

Mais avant de commencer ce travail, qu'il nous soit permis d'adresser tous nos sentiments de vive reconnaissance à M. le professeur agrégé Vires, qui n'a cessé d'être pour nous le conseiller de tous les instants. Nous ne pourrons jamais oublier la bienveillante sympathie qu'il nous a, en toutes circonstances, témoignée. C'est un bien agréable devoir, et nous nous en acquittons avec une réelle émotion, que de lui exprimer aujourd'hui notre profonde gratitude. Que M. le professeur agrégé Mouret prenne pour lui une grande part de nos remerciements ; nous lui devons beaucoup et nous lui donnons l'assurance de tout notre dévouement.

Nous adressons en terminant nos remerciements sincères à tous nos maîtres et particulièrement à M. le président du jury, M. le professeur Mairet, pour l'insigne honneur qu'il nous a fait en acceptant la présidence de notre thèse.

DE

L'ANALGÉSIE MÉDICALE

PAR INJECTIONS

INTRA-ARACHNOÏDIENNES ET ÉPIDURALES

DE CHLORHYDRATE DE COCAÏNE

CHAPITRE PREMIER

HISTORIQUE

Il nous paraît intéressant de rappeler à grands traits l'histoire de la méthode que l'on désigne, selon les pays, sous le nom de *méthode de Bier, méthode de Corning,* ou *procédé de Tuffier.* C'est le médecin neuro-pathologiste américain, *Léonard Corning,* qui, le premier, en 1885, a analgésié un homme par voie rachidienne. Il a vu les limites de l'analgésie, en à décrit les inconvénients et, après avoir prétendu que cette anagésie pure et simple remontait à l'ombilic, en a indiqué l'application chirurgicale. Ses expériences, faites sur des malades et sur des chiens, furent couronnées de succès; mais ses observations furent sans écho. Il n'en serait pas moins injuste de méconnaître son mérite.

En 1891, c'est-à-dire six ans plus tard, Quincke (1)
prouve l'innocuité de la ponction lombaire et pressent dans
l'évacuation du liquide céphalo-rachidien une méthode de
thérapeutique : la décompression des centres dont il
espère tirer profit ne lui donne que des résultats incer-
tains.

Ch. Bernard (2), dans sa thèse du mois d'avril 1895 « *sur
les tentatives chirurgicales dans le traitement de la méningite tuberculeuse* », a rapporté une leçon inédite de M.
Marfan faite à l'hôpital des enfants malades, et contenant une observation nouvelle; la ponction lombaire y
est désignée sous le nom simple de *rachicentèse*, laquelle
donna une atténuation en somme peu encourageante.

La ponction lombaire est donc considérée comme donnant des résultats médiocres au point de vue thérapeutique.

Il n'en est pas de même au point de vue du diagnostic.
La ponction apporte en effet à celui-ci un précieux
appoint; l'examen du liquide céphalo-rachidien nous
permet de reconnaître certaines affections médicales.
Lichteim, en mars 1893, signale au congrès scientifique
de Kœnigsberg, dans le liquide céphalo-rachidien, chez
un malade atteint de méningite cérébro-spinale, la présence de streptocoques, et la présence de pneumocoques
dans le liquide d'un malade atteint de méningite d'origine
otique. *Fübringer* attribue à l'examen bactériologique du
liquide céphalo-rachidien la même valeur qu'à l'examen

(1) Die Lumbalpunction des hydrocephalus. Berlin. Klin. Woch.
1891.

(2) Ch. Bernard. Tentatives chirurgicales dans le traitement de
la méningite tuberculeuse, avril 1895.

des crachats, de l'urine, des sécrétions pleurales ou péri-
tonéales, puisque la présence constatée du bacille donne
au diagnostic porté une certitude absolue.

L'idée d'injecter des substances médicales dans le cul-
de-sac arachnoïdien appartient à Ziemssen, qui ne paraît
pas l'avoir mise à exécution sur le vivant ; chez un sujet
mort de méningite épidémique avec hydrocéphalie consécutive, il a fait, après ponction lombaire, une injection
de 60 centimètres cubes de liquide coloré au violet de
méthyle et constaté que cette injection s'était diffusée
jusque dans les ventricules.

A un malade porteur d'une myélite syphilitique,
Jaboulay (1), en 1898, fait absorber par la voie sous-arachnoïdienne, 50 centigrammes d'iodure de potassium dans
20 centimètres cubes d'eau.

Sicard (2) abandonne 4 centimètres cubes de sérum anti-
tétanique dans une ponction lombaire faite sur un malade
atteint de tétanos confirmé au huitième jour. Après
expériences faites sur 150 chiens, et, après s'être demandé
si la voie sous-arachnoïdienne médullaire était préférable
à la voie cérébrale, il opte pour la sacro-lombaire, vu
l'écoulement plus facile du liquide et sa meilleure diffu-
sion. Il parvient par des doses de sérum, variant entre
50 et 60 centimètres cubes, à enrayer des accidents
tétaniques consécutifs à une inoculation sous-cutanée de
toxine, et prévoit les services que pourra rendre la méthode
en clinique humaine, le liquide céphalo-rachidien s'accom-

(1) Jaboulay. Drainage de l'espace sous-arachnoïdien *(Lyon
Médical* 15 mai 1898).

(2) Sicard, Thèse de Paris 1900. Les injections sous-arachnoïdiennes.

modant d'une solution médicamenteuse appropriée.

Déjà les physiologistes, *Mosso et Franck* (1) ont prouvé que l'action directe d'une solution de cocaïne en badigeonnage sur les nerfs provoquait l'anesthésie parfaite, et que cette anesthésie disparaissait pour faire place graduellement à une restitution intégrale de la sensibilité. De là, l'action paralysante de la cocaïne portée directement sur les centres nerveux.

Bier (2), utilisant ces données, les applique à la chirurgie en avril 1899. Il obtient l'analgésie chirurgicale après ponction lombaire et injection de cocaïne dans l'espace sous-arachnoïdien. Il fait six grandes opérations et se soumet lui-même à l'injection ; mais vu la céphalée et le malaise présentés après l'injection, il formule des réserves.

Tuffier (3) fait un essai de la méthode sur un jeune homme qui, en octobre 1899, vint le consulter à l'hôpital Lariboisière pour un ostéosarcome inopérable de l'os iliaque : les résultats obtenus l'engagent à étudier avec soin le procédé au point de vue chirurgical. En raison de ses interventions répétées, la technique qu'il a perfectionnée, Tuffier mérite une place toute spéciale dans l'histoire de la méthode qu'il a faite pour ainsi dire sienne.

Le 24 avril 1901, il a fait 400 opérations ; 1300 ont été faites par ses élèves, et les résultats obtenus permettent

---

(1) Franck. Action paralysante de la cocaïne sur les nerfs et les centres nerveux, Arch. de physiologie, 1892, p. 562.

(2) Ueber Cocaïnisirung des Rückenmarts (Deustche Zeitschrift für Chirurgie, 1899, t. II, page 361).

(3) Tuffier, Analgésie chirurgicale par l'injection de cocaïne sous l'arachnoïde lombaire (Société de biologie, 11 novembre, 1899).

de conclure que sans détrôner le chloroforme ni l'éthéri-
sation la nouvelle méthode est susceptible de rendre de
réels services.

Les travaux sur l'anesthésie chirurgicale obtenus suivant la méthode précédente, devaient naturellement atti-
rer l'attention des médecins sur les résultats thérapeutiques que pouvait donner la cocaïnisation de la moelle
dans certaines affections d'ordre médical. Les injections
sous-arachnoïdiennes n'ouvraient-elles pas à la thérapeutique clinique une voie nouvelle ?

Pitres, Marie et Guillain Achard ont, en effet, tiré
parti de la ponction lombaire et dans les observations
publiées plus bas, nous aurons à constater le soulagement obtenu par eux dans les douleurs névralgiques des
lombes et des membres inférieurs en général.

Cathelin et Sicard, après avoir essayé la méthode sous-
arachnoïdienne en particulier contre les douleurs fulgurantes du tabès, et conclu à des effets thérapeutiques
satisfaisants, songent aux inconvénients de l'injection
(céphalée, nausées, vomissements) et cherchent un procédé plus bénin : de là est née la méthode *épidurale de
Cathelin, extra-durale de Sicard.*

Dans un rapport à la Société de biologie du 20 avril
1901 (1), *Sicard* nous rapporte les expériences faites par lui
sur le chien, sur le cadavre et sur le vivant; il croit devoir
préconiser la voie extra-durale aux lieu et place de la voie
sous-arachnoïdienne, le nouveau procédé étant d'une innocuité absolue, n'exigeant pas le moindre alitement et
donnant, selon lui, les mêmes résultats thérapeutiques.

---

(1) Sicard. Société de biologie, 20 avril, 1 mai, 25 mai 1901.

Quelques jours après, à cette même Société de biologie, *Cathelin* (1) rapporte une observation personnelle : « Le 26 janvier 1901, dit-il, j'ai injecté par la voie sacrée 3 centimètres cubes de cocaïne de 2 0|0 à un chien de 7 kilogrammes ; j'ai obtenu une anesthésie complète de tout le corps ; la sensibilité revint au bout des pattes après 20 minutes. et 3|4 d'heure après le chien était anesthésié encore du train postérieur. Le vendredi, 29 janvier. je répète la même injection à un chien de 14 kilogrammes : anesthésie complète sans réflexes du train postérieur aussitôt après l'injection et anesthésie incomplète du train antérieur. — Pour m'assurer que j'avais bien pénétré dans l'espace épidural, je répète la même injection chez le même chien par la voie sacrée : paralysie immédiate et anesthésie complète du train postérieur. Sans retirer l'aiguille. j'injecte 4 centimètres cubes d'encre de Chine : le 12 février. je sacrifie l'animal, et en faisant une coupe transversale de la colonne vertébrale, je vois que tout l'espace épidural est injecté et noir charbon jusqu'à la région cervicale et tranche sur la blancheur nacrée des espaces sous-arachnoïdiens. »

Nous sommes donc, au point de vue médical, en présence de deux méthodes : *l'une intra-arachnoïdienne ; c'est la ponction lombaire de Achard, Marie, Guillain, Pitres*, etc., avec écoulement de liquide céphalo-rachidien et la substitution à ce même liquide d'une solution de cocaïne agissant comme analgésique ; nous disons analgésique plutôt qu'anesthésique, le malade ayant la sensation tactile, mais n'ayant pas la sensibilité à la douleur.

---

(1) Cathelin. Société de biologie, 27 avril, 4 mai, 11 mai, 8 juin 1901.

D'autre part, *la méthode épidurale*, préconisée par *Cathelin, Sicard*, utilisée dernièrement par *Chipault*, méthode n'enlevant rien à la valeur des autres : voie thérapeutique nouvelle, qui, vu les résultats acquis, mérite de fixer notre attention.

———

CHAPITRE II

ANATOMIE

A) *Région lombaire*. — Au-dessous de son renflement lombaire, la moelle épinière s'effile pour se terminer en cône, cône terminal qui correspond chez l'adulte au corps de la deuxième vertèbre lombaire. Ce cône terminal a un prolongement très mince, le filum terminale, qui descend jusqu'au coccyx au milieu des nerfs de la queue de cheval.

Entre le filum terminale, accolé à la pie-mère, et la paroi osseuse, nous trouvons, de dedans en dehors :

1° Une couche de liquide céphalo-rachidien ;

2° Le feuillet viscéral arachnoïdien, qui, en forme de gaine, entoure la moelle dans toute sa hauteur et se prolonge au-dessous d'elle, sur les nerfs de la queue de cheval ;

3° Le feuillet pariétal de l'arachnoïde et la dure-mère ;

4° Une couche de graisse molle, au milieu de laquelle serpentent les veines intra-rachidiennes.

Le liquide céphalo-rachidien est donc situé entre le filum terminale et le feuillet viscéral de l'arachnoïde, dans un espace connu sous le nom d'*espace sous-arachnoïdien*. Cet espace se continue du côté des centres nerveux, avec les gaines lymphatiques des vaisseaux et se

Cône terminal de la moëlle
dure-mère

feuillets pariétal et viscéral de l'arachnoïde

Espace sous-arachnoïdien contenant liquide
céphalo-rachidien et nerfs de la queue de cheval

Filum terminale et pie-mère ,

espace épi-dural.

Lieu d'élection de la ponction.

trou sacro-lombaire.

Cône dural.

espace épi-dural.

filum terminale.

espace épi-dural
dure-mère
feuillet pariétal de l'arachn."
feuillet viscéral de l'arachn."

pie-mère et filum termi

nerfs de la queue de cheval
et liquide-céphalo-rachid

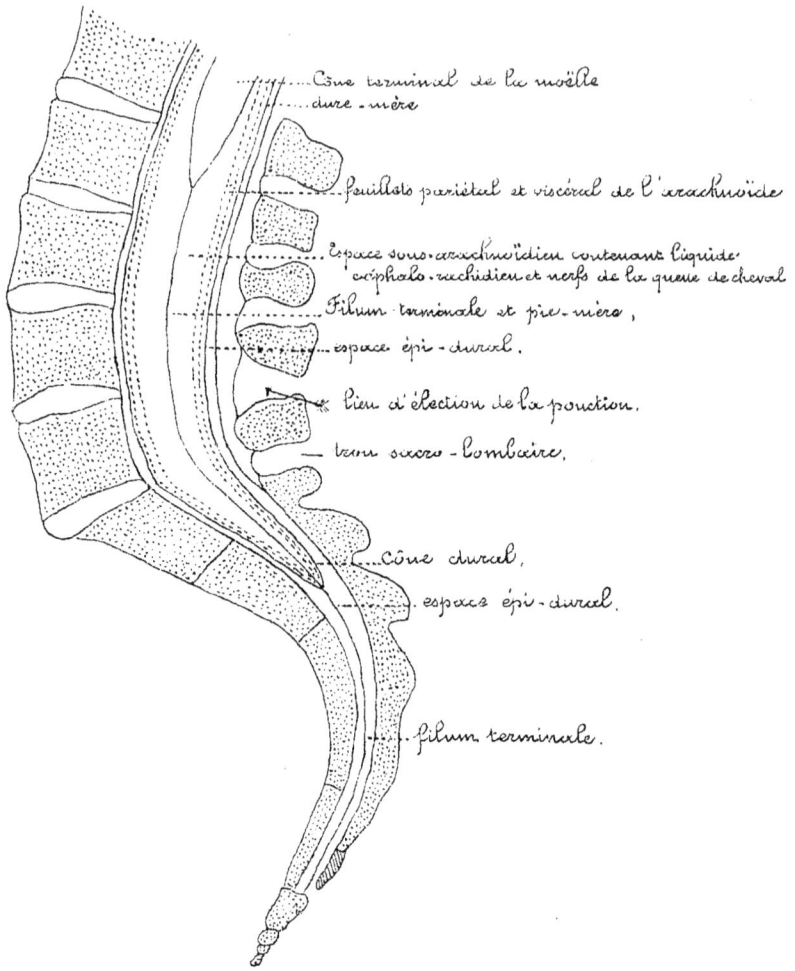

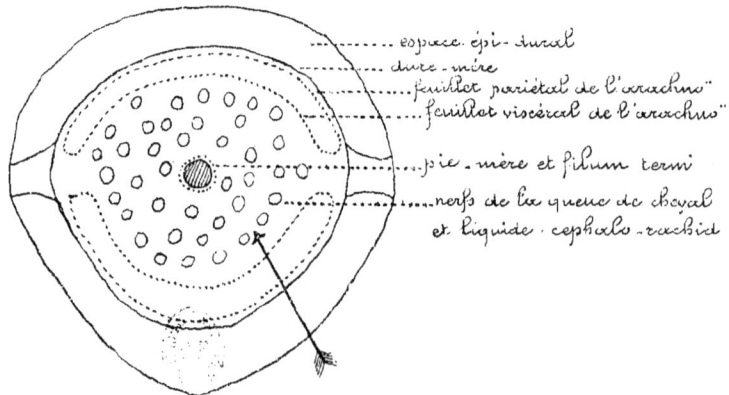

Coupe de la moëlle au niveau de la 4e Lombaire

Fig. 1.

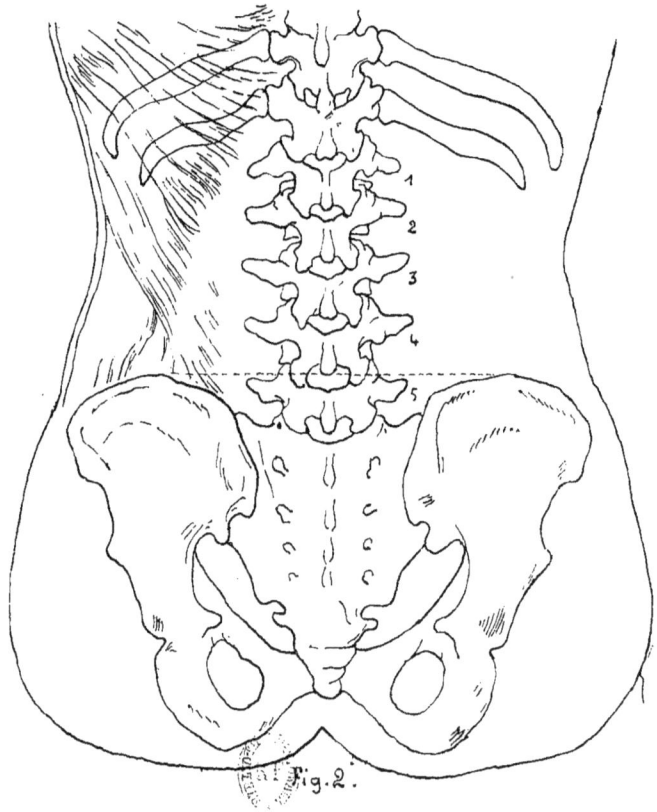

Fig. 2.

1. 2. 3. 4. 5. vertèbres lombaires. La ponction est faite entre la 4ᵉ et 5ᵉ vertèbres lombaire

prolonge du côté du système nerveux périphérique, le
long des cordons nerveux, jusqu'à leur terminaison au
sein des organes ; on peut en conclure que tous les
éléments du système nerveux périphérique et central bai-
gnent dans le liquide céphalo-rachidien, et ce liquide
devient ainsi le vrai milieu où se nourrissent ces éléments.

L'espace sous-arachnoïdien s'étend du sommet du crâne
à la deuxième vertèbre sacrée, point terminal d'une des
enveloppes de la moelle, l'arachnoïde.

Les deux autres enveloppes de la moelle, la pie-mère
et la dure-mère, se prolongent autour du filum terminale
jusqu'au coccyx, sous le nom de ligament sacro-coccygien.

La ponction lombaire, que nous allons étudier plus bas,
ne présente d'intérêt que par suite de la communication
des espaces sous-arachnoïdiens spinaux avec les espaces
sous-arachnoïdiens encéphaliques et les cavités ventri-
culaires cérébrales.

Ces données anatomiques nous permettent de conclure
que, si nous introduisons un trocart ou une aiguille dans
le troisième ou quatrième espace lombaire, nous ne pouvons craindre de blesser la moelle ; de plus, une ponction
à travers l'espace sous-arachnoïdien au-dessous de la
deuxième lombaire et au-dessus de la deuxième sacrée
doit, tout en respectant la moelle, nous donner du liquide
céphalo-rachidien, à moins d'une erreur de technique ou
d'une disposition pathologique des espaces sous-arachnoïdiens.

On choisit, en général, pour la ponction le troisième ou
quatrième espace lombaire ; à ce niveau, flottent dans ce
liquide céphalo-rachidien, les nerfs de la queue de cheval ;
chez l'enfant, ces nerfs sont là séparés en deux faisceaux

2

laissant entre eux un intervalle de 5 millimètres, où il n'y a que du liquide céphalo-rachidien.

Chez l'adulte, ces faisceaux se rejoignent et leur ensemble forme une sorte de cylindre cannelé entouré d'une couche de liquide.

C'est de crainte de léser ces éléments nerveux que Chipault (1) a proposé la ponction par l'espace lombo-sacré ; cet espace correspond, d'après cet auteur, à un segment de fourreau dural, ne contenant que quelques filets nerveux accolés sur ses parties latérales et occupé sur sa partie médiane par le cul-de-sac arachnoïdien, véritable réservoir céphalo-rachidien. Mais la piqûre des veines intra-rachidiennes, qui ne sont pas facilement atteintes, ne donnent guère que quelques gouttes de sang, et les nerfs de la queue de cheval échappent à la pointe de l'instrument.

Il suffit donc de déterminer le troisième ou quatrième espace lombaire ; dans le chapitre consacré à la technique, nous verrons le meilleur procédé pour repérer cet espace et aborder la cavité sous-arachnoïdienne dont il vient d'être question.

B) *Région sacrée.* — Le contenu du canal sacré a été mal connu des anatomistes jusqu'à ces dernières années. Farabeuf, qui a étudié le rapport du cul-de-sac terminal de la dure-mère avec les corps vertébraux, a rectifié une erreur qui avait été longtemps commise : ce cul-de-sac

---

(1) Chipault. — Ponction lombo-sacrée. Académie de médecine. Séance du 6 avril 1897.

dural n'arrive pas, en effet, à la partie inférieure du canal sacré, mais, avec quelques variations légères, au niveau seulement du corps de la deuxième sacrée. Chipault et Trolard ont vérifié que ce cul-de-sac monte et descend de quelques millimètres, selon que le corps est en extension forcée ou en flexion. C'est autour de ce cul-de-sac que rayonnent les racines sacrées et la racine coccygienne, de moins en moins volumineuses à mesure qu'il s'agit d'une racine plus inférieure ; de telle sorte que la racine coccygienne est toujours accolée au filum et à peine séparable de lui au bistouri.

Chipault (1), qui a étudié avec soin l'anatomie de ce canal sacré, nous apprend que les racines sacrées et le cul-de-sac dural sont fort loin de remplir le canal sacré. Ils en sont séparés, dit-il, par un espace que l'on trouve à toutes les régions du rachis et dont voici le mode de formation si on l'envisage d'une façon générale. Au pourtour du trou occipital la dure-mère se divise en deux feuillets : un feuillet externe périostique qui double, sans jamais la quitter jusqu'à son extrémité inférieure, la face interne du canal rachidien ; un feuillet interne, dure-mère proprement dite, qui suit de beaucoup plus près la moelle, puis les nerfs de la queue de cheval, en formant un cylindre invaginé dans le précédent et se terminant au niveau de la première vertèbre sacrée. L'espace qui se trouve entre la paroi interne du cylindre invaginant, et la paroi externe du cylindre invaginé, constitue l'espace épidural que cloisonnent des expansions fibreuses et que remplit du tissu

---

(1) Chipault. — *Revue Neurologique*, 1894, p. 609 et 662.

adipo-veineux. Cet espace épidural, plus virtuel que réel, que l'on déplisse, selon l'expression de Cathelin, comme une séreuse, au cours des injections, est rempli, en effet, de riches plexus veineux ; mais, ces plexus veineux fort riches en haut du rachis, deviennent insignifiants au niveau du canal sacré.

Détail important : en effet, le but est de faire absorber la cocaïne par cet espace épidural, et c'est par la voie du canal sacré que nous abordons cet espace. Or pour pénétrer dans ce canal sacré nous n'avons qu'une voie : son ouverture inférieure. Le canal n'est en effet abordable qu'à travers le ligament sacro-coccygien et non à travers les trous sacrés postérieurs, qui sont profonds, inaccessibles, cachés par d'épaisses masses charnues, renfermant de plus les branches postérieures des nerfs sacrés et des vaisseaux dont la blessure ne pourrait être évitée. Or vu le peu de veinules qui existent à la partie inférieure du canal, l'hémorragie par piqûre est peu à craindre. Il n'y aurait qu'à redouter la piqûre des nerfs sacrés ; mais ces nerfs sacrés sont latéraux, ainsi que les ganglions, et l'aiguille les évite aisément, si on a soin de pousser dans un plan bien médian. — Or donc nous avons une voie remplie par des nerfs que nous pouvons facilement éviter et par de la graisse abondante semi-fluide. De plus la distance qui sépare l'extrémité inférieure du cône dural du point d'élection de la ponction est de 7 centimètres ; par conséquent, nul danger de blesser le cône dure-mérien.

Points de repère.— L'orifice inférieur du canal sacré est en forme de V renversé et limité en haut par le tubercule qui termine la crête sacrée et latéralement par les

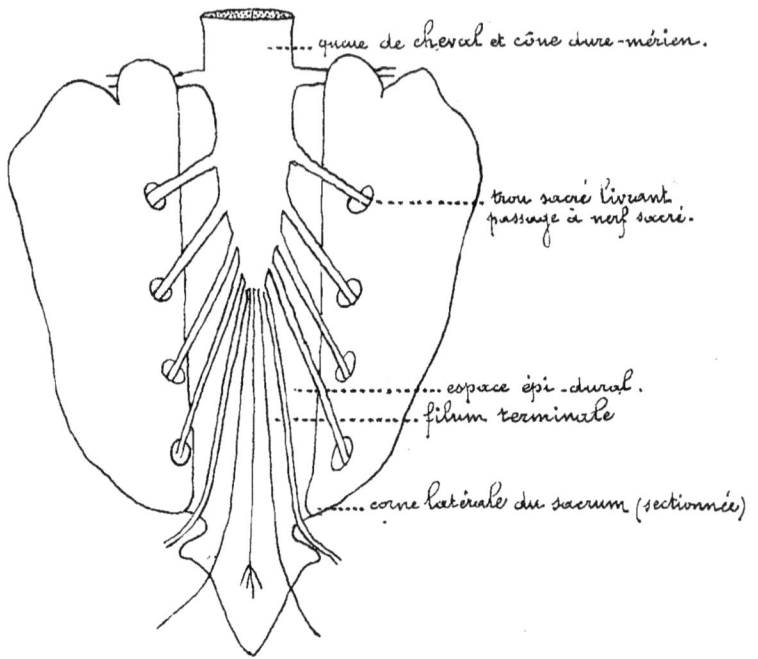

..... queue de cheval et cône dure-mérien.

..... trou sacré livrant
passage à nerf sacré.

..... espace épi-dural.
..... filum terminale

..... corne latérale du sacrum (sectionnée)

Coupe montrant le contenu du canal sacré.

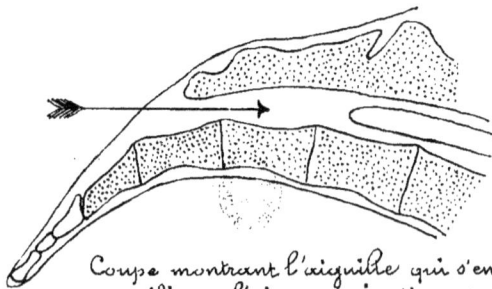

Coupe montrant l'aiguille qui s'enfonce
au milieu de l'aire aponévrotique pour
pénétrer dans l'espace épi-dural.

Fig. 3

cornes du sacrum qui sont plus ou moins marquées selon les sujets. L'orifice est recouvert par le faisceau profond et les deux branches du faisceau superficiel du ligament sacro-coccygien postérieur. Il faut donc ponctionner au milieu de l'espace triangulaire.

CHAPITRE III

TECHNIQUE OPÉRATOIRE

Les instruments qui nous sont utiles pour la ponction sont : une seringue ordinaire facilement stérilisable et une aiguille spéciale capillaire à court biseau.

La seringue généralement employée est la seringue de Pravaz, seringue métallique que l'on peut stériliser aisément. La seringue de Lüer est recommandable pour les mêmes motifs.

L'aiguille en usage est l'aiguille décrite par Tuffier, en platine iridée, mesurant 8 centimètres de long; le biseau qui la termine ne doit pas être trop long, sa lumière pouvant se trouver à cheval sur la dure-mère, ni trop court, du tissu graisseux emporté dans l'intérieur oblitérant la lumière et le biseau, ainsi que le fait remarquer Tuffier, jouant alors le rôle d'emporte-pièce.

C'est du reste pour éviter l'inconvénient de l'oblitération de l'aiguille par du débris de tissus que Reclus, et d'autres avec lui, proposent d'introduire dans celle-ci un fil d'argent ou un fil de Florence, retiré une fois que l'on a pénétré dans le sac.

La solution employée est une solution de chlorhydrate

de cocaïne : l'eucaïne préconisée par Legueu (1). la tropa
cocaïne qui a été mise aussi en avant ont, comme l'ont
démontré Legrand et Pouchet, les inconvénients de la
cocaïne sans en avoir le pouvoir analgésiant. Le sérum
artificiel condensé (14 pour 1.000) a été expérimenté par
Tuffier et n'a pas provoqué une analgésie suffisante. La
nirvanine, étudiée par un chef de l'hôpital français de
Tunis, et mise en usage par M. de Rouville, aurait donné
de meilleurs résultats. Nous avons adopté la solution de
chlorhydrate de cocaïne à 2 0/0 : la cocaïne doit avoir été
soumise à une stérilisation préalable ; la solution peut
être stérilisée temporairement par l'ébullition simple dans
un tube à essai ; mais la méthode de Tyndall, ou chauffage
successif à 60° ou 80°, nous paraît constituer un meilleur
procédé. Ainsi stérilisé, le liquide conserve ses propriétés
physiologiques.

Les solutions, conservées en ampoules, présentent
l'avantage de pouvoir être transportées au loin, et la
substance y reste plusieurs mois active.

A) *Ponction lombaire.* — La région lombaire une fois
aseptisée, on recommande au malade de faire le gros dos,
et on choisit l'espace à ponctionner.

Comme points de repère, on prend la ligne bicrète
iliaque : la ligne fictive, menée par les crètes iliaques
croisant la colonne vertébrale, passe au niveau de l'apophyse épineuse de la 5e vertèbre lombaire. On repère cette
apophyse épineuse.

_____

(1) Legueu. — *Presse médicale,* 27 octobre 1900.
(2) Nirvanine. — Ether méthylique de l'acide diéthylglycocolle-
amido-oxybenzoïque mis en usage par M. Braquehaye. — Solution
à 5 0/0.

Un peu plus haut, se trouve l'apophyse épineuse de la vertèbre sus-jacente, c'est-à-dire la 4e lombaire ; ainsi est délimité l'espace inter-épineux.

Nous nous portons à un travers de doigt à droite de la ligne épineuse et nous sentons là une légère dépression. L'aiguille est alors saisie et enfoncée sans violence d'arrière en avant, de dehors en dedans ; elle traverse d'abord la peau, puis le tissu cellulaire sous-cutané, l'aponévrose lombaire ; au niveau des masses musculaires, la résistance est à peu près nulle, à moins de sujets spécialement musclés. L'aiguille, une fois sur les ligaments jaunes, éprouve une résistance toute spéciale, sur laquelle Legueu a tout particulièrement insisté et qui donne la sensation de la ponction d'un kyste à parois très épaisses, telle que l'on pourrait croire avoir heurté la face postérieure d'un corps vertébral. On pousse et l'on se trouve dans le canal rachidien ; le liquide clair qui sort soit en bavant, soit en jet selon la tension intra-rachidienne plus ou moins élevée, n'est autre que le liquide céphalo-rachidien. Cet écoulement de liquide est le seul signe nous permettant d'affirmer que nous sommes dans la cavité sous-arachnoïdienne. Le praticien laisse écouler 8 à 10 gouttes de ce liquide et a le soin de ne pas exagérer ; car Bier présenta des accidents nerveux persistants par suite d'une déperdition trop brusque de ce liquide à la suite de la ponction à laquelle il s'était soumis.

Le moment est venu d'adapter la seringue à l'aiguille et d'injecter lentement la solution cocaïnée, lentement disons-nous, afin de réduire au minimum les modifications dans la tension intra-rachidienne. L'injection faite, on retire l'aiguille d'un coup sec et l'orifice est oblitéré avec du collodion stérilisé et un léger pansement.

B). *Ponction épidurale.* — L'aiguille de Tuffier mise en usage dans la ponction lombaire peut nous servir ici ainsi qu'une simple aiguille de Pravaz. Cathelin recommande une aiguille de 6 centimètres avec biseau de 3 millimètres. Le malade est posé en position genu-pectorale, position préférée par Cathelin, ou dans le décubitus latéral avec position en chien de fusil, c'est-à-dire les jambes fléchies sur les cuisses et les cuisses sur le bassin, comme le veut Sicard.

Les deux derniers tubercules sacrés postérieurs qui limitent la partie inférieure et latérale du V sacré, sont aisément sentis à fleur de peau sous le doigt, à 2 centimètres environ au-dessus de la rainure interfessière. Le doigt sent, entre les deux tubercules, une dépression triangulaire très marquée : l'aiguille saisie est dirigée obliquement vers le sommet de ce triangle ; en suivant la partie antérieure du canal on éprouve une légère résistance. On a perforé le ligament et on a pénétré dans le canal sacré. Chipault enfonce de 5 centimètres ; 4 centimètres environ paraissent suffisants. La piqûre des nerfs coccygiens qui sortent latéralement est évitée si on a le soin de rester dans un plan bien médian. L'aiguille est en place pour faire l'injection. On procède alors comme pour une ponction lombaire.

La seule difficulté de la technique est la direction à donner à l'aiguille : si elle est en effet poussée trop parallèlement à la peau, on risque de faire une injection sous-cutanée : si l'obliquité est trop prononcée, on bute contre la paroi antérieure du canal. « La sensation que donne l'aiguille enclavée dans le canal sacré, dit Cathelin, est de celles qui ne trompent pas. »

Dose à employer. — Quelle dose faut-il injecter ? Dans les observations des expérimentateurs rapportées plus bas, les doses qui ont été employées ont été fort différentes en ce qui concerne la ponction lombaire ; c'est-à-dire que la méthode des doses minimes, injection de 5 milligrammes de cocaïne, a donné de bons résultats à Pierre Marie et Guillain, et a été préconisée par eux par le fait que l'on ne cherche pas comme en chirurgie une analgésie complète et durable, mais un simple soulagement à la douleur. Achard injecte de 1 à 2 centigrammes : 1/2 centigramme nous paraît suffisant pour les résultats recherchés.

L'injection épidurale présentant moins de dangers. on peut injecter la solution aqueuse de chlorhydrate de cocaïne à 1/200 à la dose de 2 centigrammes : cette dose a donné des effets satisfaisants.

CHAPITRE IV

MÉCANISME DE L'ANALGÉSIE

On pourrait se demander, en présence des cas améliorés par une dose minime de cocaïne, rapportés précédemment, si la suggestion ne joue pas un rôle dans la
guérison. Achard, en effet, a décrit lui-même un cas de
sciatique hystérique curable par suggestion ; mais les
observateurs de cas cités plus haut paraissent avoir mis
hors de cause celle-ci et avoir attribué à la cocaïne seule
l'effet thérapeutique.

Et tout d'abord quelle explication peut-on donner des
résultats obtenus par la simple évacuation du liquide
céphalo-rachidien sans substitution de solution médicamenteuse ? La ponction lombaire, la ponction préconisée
par Quincke agit alors par décompression des centres.
Si la céphalée est fonction de l'augmentation de la
pression intra-cérébrale, il est rationnel d'appliquer ce
mode de traitement aux malades porteurs de céphalées
ayant une telle origine. Aussi Pitres, sans vouloir à priori
attribuer une même pathogénie à la céphalée en général,
a prévu qu'il y aurait peut-être lieu d'appliquer cette
thérapeutique aux céphalalgies rebelles aux traitements
habituels. Dans l'observation de Pitres, relatée par
Abadie, nous constatons que les symptômes de névrite

optique présentés par le malade ont, ainsi que les céphalées, disparu après la ponction. Pitres voit dans cette constatation une preuve nouvelle de la théorie de l'hydropisie des gaines émise par Schmidt et par Manz, comme explication de la papillite de stase dans les tumeurs cérébrales. La découverte des communications des espaces sous-arachnoïdiens cérébraux et des espaces sous-vaginaux du nerf optique faite par Schwalb, a en effet permis à Schmidt de penser qu'il pouvait y avoir refoulement du liquide céphalo-rachidien dans les gaînes périostiques et compression des vaisseaux ; d'où gêne dans la circulation veineuse de retour et papillite par stase. La diminution de tension de liquide céphalo-rachidien obtenue après la ponction lombaire avec disparition complète des symptômes de névrite optique par stase, constatée dans le cas de Pitres-Abadie, constituerait donc un argument en faveur de la théorie de Schmidt.

Dans les observations, où après la ponction lombaire il a été substitué au liquide céphalo-rachidien écoulé une solution de cocaïne, l'effet thérapeutique semble dû à la cocaïne injectée.

Comment expliquer l'action de la cocaïne dans l'injection sous-arachnoïdienne ?

L'anatomie nous apprend que de la face antérieure de la moelle, ainsi que de sa face postérieure part une série de cordons nerveux ; les racines antérieures et les racines postérieures, lesquelles relient à la moelle épinière et au cerveau les nerfs périphériques, commandant le mouvement ou conduisant la sensibilité. Si, après avoir mis à nu la moelle épinière d'un chien, par exemple, nous coupons les racines postérieures en conservant les antérieures, nous constatons que l'animal peut mouvoir ses pat-

les, mais nous pouvons brûler et couper ces mêmes
pattes sans que l'animal éprouve la moindre douleur ; il y
a insensibilité. Ce fait provient de ce que l'impression de
la douleur ne parvient plus aux centres psychiques, les
nerfs de la sensibilité ne communiquant plus avec la
moelle et le cerveau. Tel est le mécanisme de la cocaïnisation de la moelle : plus de transmission au cerveau des sensations de la périphérie, par suite de la cocaïne qui insensi-
bilise les racines postérieures.

Bier ayant déclaré qu'à l'aide de solutions quelconques,
voire même d'eau salée injectée dans la cavité sous-
arachnoïdienne, l'on pouvait obtenir l'anesthésie donnée
par la cocaïne, Tuffier et Hallion ont été amenés à con-
trôler ces faits sur des chiens dont le sciatique et le crural
avaient été soumis à des excitations d'intensité sensiblement constantes. Ils ont inscrit les réactions réflexes
cardio-vasculaires (élévation de pression artérielle, vaso-
constrictive, rénale, splénique, nasale) et motrices vési-
cales : une injection de 10 à 20 cent. cubes d'eau salée a
été poussée dans l'espace sous-arachnoïdien ; dans deux
expériences avec une eau salée à 1/1000 et une pression
du liquide céphalo-rachidien, s'élevant jusqu'à 40 et 50
centimètres cubes d'eau, la sensibilité du crural et du
sciatique ne se modifiait guère.

Contre-épreuve : on ramène la pression du liquide
céphalo-rachidien à sa valeur primitive et on injecte 1/2
cent. cube de chlorhydrate de cocaïne : anesthésie absolue. Donc l'anesthésie dans l'injection sous-arachnoïdienne n'est due ni à l'augmentation de la pression
cérébro-spinale, ni au mélange du liquide céphalo-rachidien avec une solution quelconque, mais à une action
spécifique de la cocaïne. Or, cette action de la cocaïne

d'après Tuffier porte sur les racines rachidiennes; la moelle n'échappe pas d'une façon absolue à l'action de la cocaïne; mais avant que la cocaïne ait pénétré suffisamment pour atteindre celle-ci, les racines sont imprégnées à fond, et si dans une solution concentrée les racines sont paralysées les premières, dans une solution plus faible, elles seront presque seules touchées. Du fait que la sensibilité à la douleur disparaît, alors que la motilité persiste, on pourrait admettre, selon Tuffier, l'hypothèse que les racines postérieures sont plus sensibles à l'action de la cocaïne que les antérieures; mais les racines antérieures et postérieures peuvent être assimilées à un nerf mixte, et ainsi que l'a prouvé Anrep, dans un nerf mixte soumis à la cocaïnisation locale, la conduction à la douleur se supprime avant la conduction motrice.

Laborde, s'appuyant sur les principes de Cl. Bernard, admet qu'une substance médicamenteuse portée au contact d'éléments organiques agit essentiellement sur deux sortes d'éléments : les nerveux et les vasculaires. Or, généralement l'action immédiate sur les éléments nerveux s'exerce difficilement, à moins qu'il ne s'agisse d'un composé chimique susceptible d'irriter ces éléments, tandis que l'action sur les éléments vasculaires est aisée à comprendre par suite du phénomène d'absorption.

Or, le mécanisme fondamental, d'origine vasculaire, de l'action localisée des substances est la vaso-constriction.

Expérience. — Section préalable sur le lapin du sympathique cervical : quand la vaso-dilatation congestive est bien prononcée, on injecte à la base de l'oreille correspondante à l'innervation sympathique une dose appropriée de chlorhydrate de cocaïne ; au bout de quelques minutes, l'oreille paraît anémiée et presque exsangue, par suite d'une constriction progressive rapide. En même temps, dans la sphère de l'injection, survient une analgésie concomitante. Les effets localisés ne peuvent être imputés qu'à l'action directe sur les éléments vasculaires, et c'est par ce mécanisme indirect que s'expliquerait l'influence sur les éléments nerveux et les fonctions de sensibilité. Les éléments nerveux peuvent être impressionnés eux-mêmes, ainsi que le prouve l'expérience de François Franck, lequel, pratiquant l'injection à travers la gaîne nerveuse elle-même, obtient « la section thérapeutique du nerf et de sa conduction » ; mais le procédé est artificiel et constitue, d'après Laborde, un des dangers de l'injection intra-rachidienne quand la substance est portée au contact d'une ou plusieurs racines nerveuses.

D'où ces conclusions : il y a intérêt à réaliser autant que possible par l'injection de la substance son action directe sur les éléments vasculaires des circulations locales, pour éviter les effets généraux de l'absorption intra-vasculaire ; réduction de la dose au strict nécessaire et injection intra-musculaire.

Hallion a fait remarquer que si les effets de la cocaïne étaient subordonnés à l'action vaso-constrictive, l'anémie des éléments devait produire le même résultat que la cocaïnisation.

Pitres et Abbadie, de Bordeaux, ont confirmé par la clinique la théorie émise par Tuffier et Hallion : à savoir que la cocaïne, portée dans l'espace sous-arachnoïdien, agissait sur les racines nerveuses et très peu sur le cylindre médullaire.

Cathelin, dont le but, dans l'injection épidurale, est de chercher à agir sur les racines sans agir sur la moelle,

explique le mécanisme de l'action analgésique non par
l'action directe sur les racines nerveuses, mais par le fait
de l'absorption par la voie circulatoire, la cocaïne agissant par osmose à travers les plexus veineux intra-rachi-
diens qui forment presque à eux seuls tout l'espace
épidural. Deux faits, dit-il, sont en faveur de cette voie
circulatoire : chez des chiens, injectés à haute dose,
nous obtenons, en effet, une analgésie générale aussi
bien dans le territoire des nerfs crâniens que rachi-
diens. De plus, les signes de cocaïnisation générale obser-
vée chez les malades ponctionnés ne constituent-ils pas
un argument en faveur de cette théorie ?

Sicard, admettant difficilement l'action directe de la
cocaïne sur les troncs nerveux par suite de l'obstacle
que présente le manchon dure-mérien, conclut aussi
à l'action indirecte et vaso-motrice sur les plexus vasculaires.

Laborde a tout récemment adopté et confirmé cette
théorie : après avoir injecté sous pression de la cire colorée
dans l'espace épidural, il a en effet constaté la pénétration
de cette cire dans le système veineux et dans les canaux
du diploé.

C'est du reste, au point de vue physiologique, un des
grands avantages de l'injection de pouvoir agir sur cette
immense surface vasculaire de l'espace épidural. Cathelin
a même prévu le jour où l'injection épidurale ne servirait
pas seulement à calmer la douleur ; la voie sacrée serait
une voie médicamenteuse générale, l'absorption de la
cocaïne n'en serait qu'un corollaire.

CHAPITRE V

OBSERVATIONS MÉDICALES : ÉTRANGÈRES
ET PERSONNELLES

Nous avons recueilli dans ce chapitre quelques observations qui, vu les résultats thérapeutiques obtenus, nous paraissent devoir être signalées.

A.— Injections sous-arachnoïdiennes

Achard (1), dans le bulletin de la Société de Neurologie du mois de mars 1901, nous présente 7 observations de malades soumis à la ponction lombaire.

Observation première

Premier Cas. — *Sciatique :* un jeune homme de 19 ans, ayant depuis 2 mois une sciatique avec gêne de la marche et amyotrophie, les révulsifs et le chlorure de méthyle avaient été inutiles. Des injections furent faites pendant 3 fois à la dose de 1 à 2 centigrammes ; les douleurs sur

---

(1) Achard. Société de Neurologie, mars 1901

le trajet du sciatique ne disparurent que quelque temps
après la sensibilité cutanée ; mais, par contre, pendant
2 à 3 jours après l'injection, alors que la sensibilité cutanée était complètement revenue, le trajet du sciatique
était indolent, la marche facile. A signaler seulement une
douleur au point sacro-iliaque.

Observation II

Deuxième Cas. — Un homme de 50 ans souffrait d'une
sciatique depuis 6 mois sans troubles trophiques. Le
chlorure de méthyle avait été inefficace ; une injection de
3 centimètres cubes de cocaïne dans la cavité rachidienne
a provoqué une analgésie des membres inférieurs et la
cessation des douleurs.

Observation III

Troisième Cas. — Un malade de 37 ans était porteur
d'une *sciatique* symptomatique de mal de Pott, de la
région sacrée avec abcès froid ; une injection de 1/2 centigramme fut sans effet ; deux autres ont produit un soulagement persistant.

Observation IV

Quatrième Cas. — Une femme *tabétique*, en pleine
crise gastro-intestinale, présentant des vomissements et
de la diarrhée, a été soumise à une injection qui a amené
la cessation de la douleur.

Observation V

CINQUIEME CAS. — Une *femme labétique*, avec douleurs gastriques fréquentes, accompagnées de vomissements et de douleurs dans les membres inférieurs, a éprouvé un soulagement à la suite de la ponction.

Observation VI

SIXIÈME CAS. — Un homme de 61 ans, présentant une *éruption* principalement sur le triangle de Scarpa, mais aussi sur le reste de la face antéro-interne du mollet avec douleurs très vives, a eu après une injection une sédation marquée de ses douleurs. La marche a été possible, l'éruption s'est accrue le lendemain, pour s'éteindre les jours suivants.

Observation VII

SEPTIÈME CAS. — Dans un cas *de coliques de plomb*, un soulagement momentané a été obtenu coexistant avec une anesthésie de la peau ; mais des phénomènes d'intoxication ont été observés (vertiges, vomissements) dus à des doses trop élevées, 3 centigrammes, qui avaient été administrées.

Observation VIII

Le 19 avril 1901, Achard fait à la *Société médicale des hôpitaux*, une nouvelle communication (1) de deux résul-

---

(1) Achard. Communication faite à la Société Médicale des Hôpitaux, 19 avril 1901.

tats par le procédé précédent : un malade atteint de
zona abdomino-crural, a été soulagé par l'injection de
deux centigrammes de cocaïne dans le rachis, et a pu
retourner chez lui deux heures après.

Observation IX

L'autre cas concerne un sujet atteint de *myélite syphilitique*, et présentant depuis plusieurs années des crises
de priapisme douloureux, qui lui avaient valu, il y a quelques mois, d'être arrêté par un agent de police, sous
l'inculpation d'outrage public à la pudeur, et incarcéré
pendant un mois à la prison de santé, jusqu'à ce qu'un
rapport médico-légal vînt motiver une ordonnance de
non-lieu.

L'injection intra-rachidienne de un centigramme de
cocaïne, donna lieu chez lui aux inconvénients fréquents
et passagers de la méthode (fièvre, céphalalgie, vomissements), mais supprima complètement le priapisme et les
douleurs. L'effet se maintenait encore trois semaines
après lorsque le malade quitta l'hôpital.

Observation X

Chez un malade atteint depuis 8 jours (1) *d'une sciatique*
droite de moyenne intensité, de cause indéterminée avec
signe de Lasègue, il a été pratiqué, le 6 mars dernier,
une injection intra-arachnoïdienne de 5 milligrammes de
cocaïne (solution au 1/100, stérilisée à l'autoclave); trois

---

(1) Pierre-Marie et Guillain. *Presse Médicale*, 3 avril 1901.

minutes après le malade accusait une notable diminution
de douleurs ; six minutes après elle avait complètement
disparu, et il persistait seulement quelques vestiges du
signe de Lasègue.

Le malade insistait pour se lever, s'habillait, descendait
dans les cours où il promenait toute la journée. Le soir, à
4 heures 1/2, la douleur revenait avec une faible intensité ;
nuit bonne ; le lendemain, le malade accusait une légère
névralgie, et disait qu'il n'y avait pas de comparaison avec
la veille. L'amélioration a persisté jusqu'à l'heure actuelle.

Observation XI

Un tabétique du service de M. Pierre-Marie se plaignait
depuis plusieurs mois de sensations de brûlure, au niveau
de la région thoracique inférieure : le contact même des
vêtements était pénible. Il existait une bande d'hyperesthésie et d'hypéralgésie à type radiculaire, correspondant aux
huitième et neuvième racines dorsales.

La ponction lombaire avec issue de 2 centimètres cubes
de liquide céphalo-rachidien, suivie de l'injection de
5 milligrammes de cocaïne, amena la disparition des
douleurs et de la bande radiculaire d'hyperesthésie, qui
n'ont pas reparu après trois semaines.

Que la sédation des phénomènes douloureux chez ce
tabétique soit due à la ponction lombaire seule ou à
l'injection de cocaïne qui a suivi, ce fait nous montre
qu'il y a là une méthode thérapeutique utile dans le cas
de troubles douloureux de la sensibilité à caractère radiculaire chez les tabétiques.

Observation XII

Les succès précédents ont engagé Suffit et Delille (1) à tenter l'injection intra-arachnoïdienne ; ils ont obtenu des résultats rapides avec doses aussi minimes.

Mme R..., journalière, 42 ans entre à l'hôpital Saint-Antoine, le 13 avril, se plaignant de *douleurs violentes* dans tout le membre inférieur droit, lesquelles auraient débuté assez brusquement, huit jours avant, le 7 avril ; le 8, la marche était devenue presque impossible.

Toute la semaine suivante était stationnaire. A l'entrée de la malade, signes classiques *de sciatique aiguë*, points douloureux aux sièges rétro-trochantérien, péronier, le long du trajet du nerf tibial antérieur et sur le dos du pied. Le signe de Lasègue existe de la façon la plus manifeste. L'autre jambe est absolument indemne. Pas de stigmates d'hystérie. Les pulvérisations avec chlorure de méthyle restent sans effets. Le 24, par une ponction lombaire faite dans le 3e espace, on retire 3 centimètres cubes de liquide céphalo-rachidien, et on injecte 0,005 milligrammes de cocaïne ; 2 minutes après l'injection, la malade se lève et marche correctement sans douleurs ; dans la journée elle marche une heure sans fatigue. Or, avant l'injection, elle ne pouvait pas mettre le pied par terre sans être en proie à des douleurs fort vives. Deux jours après l'injection, l'analgésie persistait encore complète ; la malade marchait avec la plus grande facilité et sans fati-

---

(1) Suffit et Delille, *Gazette des hôpitaux*, 30 avril 1891.

gue ; une légère douleur seulement sur le dos du pied.
Donc, non seulement amélioration, mais remarquable
rapidité.

Observation XIII

(Personnelle)

Recueillie dans le service de M. le professeur-agrégé Vires
(Clinique de l'Hôpital Général).

Jean Compadieu, âgé de 73 ans, plâtrier, né à Montpellier.

Ce malade est atteint de *névrite sciatique* consécutive à
une fracture du fémur et du bassin.

Époque du traumatisme, mai 1899. — Il présente des
troubles moteurs (parésie très marquée) et des troubles
sensitifs (douleur intense). De plus, c'est un artério-sclé-
reux avec insuffisance rénale et cardiaque.

11 juin, à 10 heures 15.— Antisepsie de la région lombaire ; la ponction est faite par M. Ardin Delteil ; l'aiguille
s'enfonce de 5 centimètres environ ; le liquide sort d'abord
sanguinolent (quelques gouttes), au bout de quelques
secondes il devient clair et s'écoule goutte à goutte. On
injecte progressivement 1/2 centimètre cube de la solution de cocaïne à 2 p. 100 ; après avoir retiré rapidement
l'aiguille, on fait un léger pansement avec coton hydro-
phile et collodion.

10 heures 20. — Au bout de 5 à 6 minutes après l'injection, le malade éprouve un grand soulagement ; l'analgésie apparaît ; elle débute par les membres inférieurs,
gagne ensuite le bassin et remonte jusqu'à la région ombi-
licale. La sensibilité est fortement éprouvée.

10 heures 25. — La douleur va toujours en diminuant ; l'analgésie est parfaite ; on pince fortement la peau avec une pince à dents et le malade n'éprouve aucune douleur : il ne réagit pas. Il sent qu'on le touche, mais il dit qu'on ne lui fait pas mal ; la sensibilité persiste donc seule. Il y a analgésie et non anesthésie.

10 heures 30. — Le malade se sent mal ; il accuse de la pesanteur à la tête, vertiges, céphalée, sueurs profuses ; le pouls est ralenti ; il a des nausées et éprouve le besoin de vomir. Bientôt il est pris de vomissements peu abondants ; son faciès est pâle ; on lui administre un cordial ; l'hyperthermie persiste.

10 heures 35. — Les vomissements continuent ; sensation douloureuse de fourmillements et de crampes dans les jambes ; on réchauffe le malade : injection d'éther.

4 heures 50. — Le malade se trouve mieux ; tous les phénomènes d'intoxication ont disparu ; la température est normale ; les douleurs reparaissent.

15 juin. — Le malade souffre de sa sciatique d'une façon aussi intense qu'auparavant.

Observation XIV

(Personnelle)

Recueillie dans le service de M. le professeur agrégé Vires
(Clinique de l'Hôpital-Général)

Paul Servol, âgé de 59 ans, cultivateur, né à Bédarieux, domicilié à Montpellier, à la clinique annexe des vieillards.

Il est atteint depuis huit ans de maladie de Parkinson, avec les principaux symptômes qui l'accompagnent, rigidité et tremblements surtout. Ses traits sont immobilisés, et il présente un aspect soudé caractéristique. La démarche est lente. Il y a une sensation de chaleur continuelle et des douleurs assez vives dans la région rachidienne.

11 juin. — A 10 h. 25, après asepsie de la région lombaire et au lieu d'élection, M. Ardin-Delteil, chef de clinique des maladies nerveuses et mentales, pratique la ponction. Le sujet est assis sur le lit : malgré son embonpoint, les points de repère sont assez facilement trouvés. L'aiguille s'enfonce de 6 centimètres environ ; le liquide céphalo-rachidien sort par saccades, absolument limpide ; on en retire 7 centimètres cubes ; on injecte lentement 1 centimètre cube de la solution de chlorhydrate de cocaïne à 2 0/0 ; on retire l'aiguille et on applique pour tout pansement une légère couche de coton maintenue par du collodion stérilisé.

A 10 h. 30, c'est-à-dire cinq minutes après l'injection, l'analgésie apparaît. Le malade se lève et essaie de marcher. Il accuse un mieux sensible dans le rachis et nous dit que ses douleurs (qui avaient résisté à tout traitement) diminuent d'intensité.

10 h. 40. Le malade est de plus en plus soulagé ; il fait des efforts pour redresser sa colonne vertébrale ; il paraît moins tassé, sa démarche n'est pas aussi rigide et ses traits eux-mêmes, jusque-là impassibles, paraissent vouloir exprimer un certain bien-être auquel le malade n'était pas habitué depuis longtemps.

Le mieux s'accentue.

12 juin. — Nous revoyons le malade à la visite du matin. L'amélioration ne s'est pas maintenue; son état est le même qu'avant la ponction de l'opération.

15. — Les souffrances sont revenues; l'effet de la cocaïne ne se fait plus sentir.

Observation XV

(Personnelle)

Recueillie dans le service de M. Vires, professeur agrégé.

Roustit Pierre, 58 ans, atteint de névrite sciatique gauche dont le début remonte à 15 ans. — Antécédents personnels: Paludisme en Algérie, syphilis contractée au retour de Crimée, soumis au traitement mercuriel à l'hôpital Saint-Éloi. Chaque année depuis le début de ses douleurs, saison à Lamalou.

17 mai 1901, à 10 heures 5 du matin. Ponction lombaire. Une injection de $1/2$ centimètre cube de la solution à 2 0/0 de chlorhydrate de cocaïne a été pratiquée par M. le professeur agrégé de Rouville. L'opération ne présente rien de particulier.

10 h. 15. Le malade nous dit que sa douleur a sensiblement diminué, il ne ressent qu'une douleur vague très supportable ; il peut marcher sans le secours de canne, ni de chaise, ce qu'il n'avait jamais pu faire auparavant.

Pas de phénomène d'intoxication, ni nausées, ni vomissements, ni sueurs ; pouls normal.

18 mai. Le malade se lève après avoir passé une nuit tranquille; il a pu dormir, demande à faire une promenade et peut sortir sans trop de fatigue.

19 mai. Des douleurs se font sentir le long du sciatique gauche, et sont assez intenses.

20 mai. A la visite du matin les douleurs intenses de la veille ont disparu : le malade souffre beaucoup moins

qu'avant le jour de l'injection. — Dans la suite, amélioration sensible.

3 juillet. Nous avons revu le malade et le mieux persiste.

B. — Cas de ponction lombaire sans injection ultérieure

L'urémie à forme cérébrale peut être formellement influencée par la ponction lombaire si nous nous en rapportons aux observations publiées par Quincke, von Leyden, Fürbringer, Lichteim. Citons les cas favorables de Sagelken (1896), de Brasen (1898), de Noelke (1899). Après une évacuation du liquide céphalo-rachidien, variable selon les cas, on notait une amélioration manifeste une heure après la ponction. Le surlendemain, disparition des phénomènes nerveux urémiques.

Observation XVI

Pierre Marie et Guillain (1) relatent à la Société médicale des hôpitaux du 10 mai 1901, une observation personnelle : l'évacuation de 6 centimètres cubes seulement de liquide céphalo-rachidien leur aurait donné un excellent résultat thérapeutique ; ils en concluent que la ponction lombaire peut rendre des services contre quelques symptômes nerveux de l urémie, particulièrement contre la céphalagie, à la condition que l'intoxication ne soit ni

---

(1) Pierre Marie et Guillain (10 mai 1901). — Communication de la Société médicale des hôpitaux.

trop ancienne, ni trop profonde, l'urémie convulsive ne paraissant pas justiciable d'un pareil traitement.

Observation XVII

Pitres (1), dans une communication faite à la Société de médecine de Bordeaux, en mars dernier, avait fait connaître une amélioration fort appréciable, obtenue dans un cas *de tumeur cérébrale*, à la suite d'une ponction lombaire, par la simple évacuation d'une certaine quantité de liquide céphalo-rachidien. L'existence des céphalées intenses et persistantes, avec troubles pupillaires concomitants, la constatation d'une névrite optique et de réflexes tendineux exagérés, avec vomissements et constipation opiniàtre, devaient faire porter le diagnostic de néoplasme intra-crànien, chez un malade àgé de 42 ans, entré à l'hôpital Saint-André, à Bordeaux, le 16 janvier 1901. 25 centimètres cubes de liquide céphalo-rachidien furent soustraits. Amélioration rapide des symptômes de névrite optique et des céphalées rebelles.

Or, l'échec de la médication anti-syphilitique, le peu d'effets des médicaments analgésiques mis en usage jusque-là, et l'amélioration constatée après la ponction, permettaient d'affirmer une relation de cause à effet entre l'évacuation du liquide céphalo-rachidien et la disparition des symptômes (céphalées et névrites).

La céphalée paraissait donc fonction de l'augmentation de la pression intra-cérébrale.

---

(1) Pitres. De la ponction lombaire, dans un cas de tumeur cérébrale : communication faite à la Société de médecine de Bordeaux, mars 1901.

C. — Injections épidurales

Chipault (1), qui nous a apporté des documents sur les variétés sous-arachnoïdienne et épidurale, prétend avoir eu des succès thérapeutiques avec l'injection sous-arachnoïdienne dans un cas de *rhumatisme aigu* (un centigramme) et dans un cas de *crise gastrique du tabes*, mais préconise « la rachi-cocaïnisation épidurale, comme donnant de bons résultats et n'offrant pas les mêmes dangers : bons résultats chez malades atteints de *sciatique.*

Widal (2) a cru pouvoir traiter par les injections épidurales des douleurs situées dans des régions relativement relevées ; c'est ainsi qu'il a appliqué la méthode à des malades présentant des *névralgies intercostales,* à une femme atteinte *de crises gastriques* très violentes au cours d'un *ulcère de l'estomac.*

Souques (3) a fait une injection épidurale à une malade atteinte de *sciatique* depuis 5 mois, sciatique rebelle à tous les traitements. Une première injection a amené une sédation transitoire ; une deuxième a été suivie d'une guérison complète, qui paraît durable, puisque 35 jours se sont écoulés depuis (Société médicale des hôpitaux, 28 juin).

(1) Chipault. *Société de Biologie,* 1ᵉʳ juin 1901.
(2) Widal. — Société médicale des hôpitaux, 10 mai 1901.
(3) Souques. — Société médicale des hôpitaux, 10 mai 1901.

Brocard (1) nous présente 16 *cas de sciatique*, 1 *cas de zona*, 2 *cas de douleurs fulgurantes*, 1 *cas de lumbago améliorés* par l'injection épidurale.

Il recommande la méthode dans les affections où se trouve au premier rang le symptôme douleur et fait les observations suivantes :

a) Dans les cas de sciatiques, l'analgésie débute par la racine du membre ; les points fessier et crural disparaissent les premiers. Le signe de Lasègue n'existe plus. Et les mouvements de flexion et d'extension de la colonne sur les membres inférieurs, ou vice-versa, deviennent faciles.

Les points péronier et malléolaire sont les plus tenaces, mais finissent par s'amender après 4 à 5 injections répétées à 2 ou 3 jours d'intervalle.

b) Dans le lumbago, les phénomènes sont analogues. Brocard cite comme un cas remarquable un cas de lumbago extrèmement douloureux, donnant au malade une attitude raide et composée. Le malade, après une injection cocaïnée, se retirait souple sans la moindre douleur.

c) Dans deux cas de zona disparition des points douloureux. Les malades, dont les mouvements respiratoires étaient limités par la douleur, ne pouvaient faire de fortes aspirations ; après la piqûre, ils pouvaient respirer pro-

---

(1) Brocard. — Société de biologie, 25 mai 1901. Presse médicale 19 juin 1901.

fondément sans réveiller de sensations douloureuses.

d) Il faut aussi signaler les résultats obtenus par ces injections épidurales chez certains tabétiques dont les douleurs fulgurantes étaient considérablement amendées.

———————

CHAPITRE VI

ÉTUDE CRITIQUE DES OBSERVATIONS

En somme, les résultats thérapeutiques obtenus dans les cas cités précédemment nous paraissent encourageants. Momentanés ou persistants, ils sont dignes d'être signalés.

A) *Injections intrachnoïdiennes*

Achard. . . . . . 3 cas de sciatique, 1 cas de colique de plomb ;

— 2 cas de douleurs gastriques tabétiques ;

— 1 cas de zona abdomino-crural ;

— 1 cas de priapisme douloureux.

Marie et Guillain. 1 cas de sciatique ;

— 1 cas de douleurs tabétiques.

Suffit et Delille . 1 cas de sciatique.

Personnelles. . . 1 cas de maladie de Parkinson.

2 cas de sciatique.

B) *Simples ponctions lombaires*

Marie et Guillain. 1 cas de céphalée brightique.

Pitres-Abadie . . 1 cas de tumeur cérébrale, où la disparition des céphalées et des névrites a été remarquable.

C) *Injections épidurales*

Vidal. . . . . . . Cas de névralgie intercostale.
Souques . . . . . 1 cas de sciatique.
Brocard . . . . . 16 cas de sciatique ;
— 1 cas de zona ;
— 2 cas de douleurs fulgurantes ;
— 1 cas de lumbago.

Considérons, d'autre part, les accidents qui peuvent survenir à la suite de ces interventions ; nous avons parlé des avantages que peut donner la méthode ; ne faut-il pas jeter un regard sur les inconvénients qu'elle peut apporter ?

Injections sous-arachnoïdiennes. — Dans les observations relatées plus haut, des phénomènes sérieux d'intoxication n'ont été signalés que dans le cas de coliques de plomb d'Achard ; celui-ci, du reste, a trouvé l'explication de ce fait dans la quantité trop considérable de cocaïne qui a été injectée.

Pour nous personnellement, sur les trois cas que nous avons observés, un seul malade paraît avoir éprouvé des accidents dignes d'être signalés ; mais nous pensons qu'ils relèvent de l'état d'infériorité dans lequel se trouvait notre sujet et nous reviendrons sur ce fait dans les contre-indications de la méthode.

Quels sont les accidents signalés après l'injection intra-arachnoïdienne ? Quelques minutes après on a signalé un malaise général avec vertiges, vomissements, malaise général que Tuffier a comparé à un véritable mal de mer

Comme accidents consécutifs à l'injection, une élévation de température, une céphalalgie souvent rebelle, des
vomissements.

La pathogénie de ces accidents n'est pas encore bien
éclairée. Ravaut et Aubourg (1) ont fourni l'explication de
la céphalée. Recueillant quelques heures après l'injection
de cocaïne une certaine quantité de liquide céphalo-rachidien, ils ont montré que : 1° la céphalée disparaissait ou
diminuait après la ponction ; 2° que plus la céphalée était
intense, plus le liquide sortait sous forte tension, et plus
aussi il était trouble. L'examen histologique décelait dans
le liquide des polynucléaires d'autant plus intenses que le
liquide était plus trouble ; c'est-à-dire la céphalée plus
intense.

– Toute injection de cocaïne provoquerait donc un mouvement de défense (une vaso-dilatation) de la pie-mère qui
protège les centres nerveux et ce mouvement se traduirait
par une pluie de polynucléaires et de lymphocytes. La
céphalée, les vomissements, l'hyperthermie seraient d'autant plus intenses que la réaction individuelle, c'est-à-dire
que ce processus de diapédèse a été plus marqué. Quoi
qu'il en soit, l'état nauséeux, le mal de mer signalé par
Tuffier disparaît quelques minutes après l'injection ; la
température peut s'élever, mais devient rapidement normale.

La céphalée est une complication plus redoutable : elle
disparaît elle-même spontanément après un temps variant
entre 3 et 8 jours.

La cocaïne, a-t-on dit, est une substance toxique pou-

(1) Ravaut et Aubourg. — Société de chirurgie, 3 juillet 1901.

vant produire un empoisonnement mortel par action spéciale sur le système nerveux ; mais ces phénomènes d'intoxication ne paraissent pas devoir se produire avec les doses préconisées dans les injections médicales.

En effet, n'oublions pas que nous n'avons pas en vue l'analgésie complète et durable recherchée en chirurgie, mais un simple soulagement à la douleur.

Nous avons signalé les accidents que peuvent présenter les malades à la suite d'injections intra-arachnoïdiennes, parce que les contradicteurs de la méthode ont fait fréquemment ressortir ce que l'on pourrait appeler les ombres du tableau.

Récemment Walther (1) n'a-t-il pas signalé chez un malade un cas de méningisme mis par lui sur le compte de la réaction lymphocytique ? Segond a signalé des tremblements présentés par les malades traités par la rachicocaïnisation.

Ainsi que l'a fait remarquer Tuffier, personne n'est fondé jusqu'ici à mettre sur le compte de la réaction lymphocytique les accidents méningétiques, et Chaput attribue les tremblements exagérés de Segond (2) à l'anxiété, à la peur ressentie par ceux-ci, non prévenus de l'opération, et non à l'action de la cocaïne.

Un cas de mort a été signalé par Broca (3) ; il eût été intéressant de faire l'autopsie du sujet pour constater les lésions et en tirer des conclusions ; mais nous sommes ici depuis quelques instants sur le domaine chirurgical ; revenons à la question qui seule nous intéresse ici : et

---

(1) Walther. — Société de chirurgie, 3 juillet 1901.

(2) Segond. — Société de chirurgie, 3 juillet 1901.

(3) Broca. — Société de chirurgie, 3 juillet 1901.

puisque l'injection intra-arachnoïdienne avec des doses dépassant 1 centimètre cube, peut présenter des inconvénients, adoptons des doses moindres, suffisantes du reste pour le but recherché.

Injections épidurales. — Dans la méthode de Cathelin les résultats thérapeutiques sont bons ; de plus, elle a séduit de nombreux médecins par le fait qu'elle est d'une innocuité absolue. Que voyons-nous ici ? — Au moment de l'injection un simple engourdissement remontant dans les reins ou s'étendant dans la fesse ; une sensation locale pouvant s'accompagner de fourmillements dans les orteils. — Après l'injection une sensation de meurtrissure à la région lombaire assez accusée. C'est le seul accident qu'ait jamais pu relever Brocard, lequel insiste sur ce point : à savoir que jamais il n'a observé ni nausées, ni fièvres, ni céphalalgie.

Le résultat immédiat de l'intervention, dit-il, est cependant une sédation de la douleur. Le malade, aussitôt levé, accuse très rapidement, instantanément parfois, un soulagement complet. L'analgésie dure en moyenne de 2 à 3 jours, puis les douleurs peuvent reparaître, mais souvent moins fortes après injection, et on peut espérer ainsi une amélioration rapide allant jusqu'à la guérison.

Injections intra-arachnoïdiennes à des doses minimes et injections épidurales, constituent donc une double méthode thérapeutique appelée à rendre des services en clinique humaine.

CHAPITRE VII

INDICATIONS ET CONTRE-INDICATIONS

I. — C'est maintenant le moment de faire la synthèse des acquisitions que nous avons faites au cours de notre étude. Il ne s'agit pas, on en conviendra, d'une méthode définitive, mais d'un procédé qui se perfectionne et se précise de jour en jour. De là des conclusions qui ne pourront avoir la fixité que comporterait une question résolue et absolument acquise : elles donneront cependant une idée de la phase que parcourt à l'heure actuelle cette tentative de thérapeutique contre l'élément douleur.

C'est en effet pour agir sur l'élément douleur qu'est faite la méthode: elle paraît donc indiquée dans les affections où domine ce symptôme, et c'est ce qui explique les résultats thérapeutiques satisfaisants donnés par les injections dans les douleurs de la sciatique et du lumbago, dans les douleurs fulgurantes du tabès, et névralgies intercostales.

C'est un traitement purement symptomatique : il faut l'accepter comme tel.

Il ne faut pas placer en lui des espérances qui pourraient devenir trompeuses ; il ne saurait viser la cause, la nature de l'élément douleur : palliatif et symptomatique, il est

forcément incomplet, mais il permet de gagner du temps
et d'atténuer un symptôme dont la gravité est parfois
désespérante.

II. — Est-ce à dire qu'il faudra toujours et partout,
chez tous les malades indistinctement, avoir recours à la
cocaïnisation par la voie lombaire ou par la voix sacrée ?

Non certes, et il est des contre-indications formelles.

Ces contre-indications diffèrent de celles que peut édifier
le chirurgien. M. de Rouville, dans la thèse de son élève
Mossé, nous dit :

« La méthode de Bier est susceptible de rendre aux
chirurgiens des services égaux, souvent supérieurs à
ceux du chloroforme et de l'éther (affections cardiaques et
pulmonaires) ».

Or, en médecine, il nous paraît, au contraire, que l'insuffisance rénale, les cardiopathies, voire peut-être les pneu-
mopathies, font contre-indication.

Les accidents que nous avons relatés dans l'observation
XIII se sont produits chez un cardio-rénoscléreux : la
cocaïne s'élimine peut-être lentement et peut être a-t-elle
une action sur les centres bulbaires, comme le pensent
certains physiologistes. En tous cas, chez ces malades elle
est cause d'accidents qui sont graves.

III. — Les résultats des deux voies qui sont suivies
pour cocaïniser la moelle ne sont pas encore tels que l'on
puisse délibérément rejeter la voie lombaire à l'avantage
de la voie sacrée, et réciproquement.

Il semble cependant d'après l'étude des faits que la seconde
méthode, à savoir la méthode sacrée, la méthode épidurale
répondrait mieux aux indications médicales ; l'autre, la

méthode lombaire, comportant une analgésie plus forte avec des doses de cocaïne plus massives, s'adresserait surtout aux indications chirurgicales.

IV. — Les résultats fournis sont très encourageants : c'est par l'observation attentive des faits de plus en plus nombreux qu'on fixera les dangers, qu'on déterminera les indications précises, qu'on modifiera sans nul doute le champ d'action.

Il ne faut pas demander à une méthode plus qu'elle ne peut donner. Celle que nous avons étudiée n'a qu'un but : le soulagement à la douleur ; or la sédation de la douleur, qui constituait une des plus importantes préoccupations d'Hippocrate et de ses disciples, doit être pour le praticien un objet de tentatives réitérées, et la méthode préconisée nous paraît digne de fixer l'attention des médecins, si, comme nous le pensons, elle ne présente pas les dangers qu'on a voulu lui imputer.

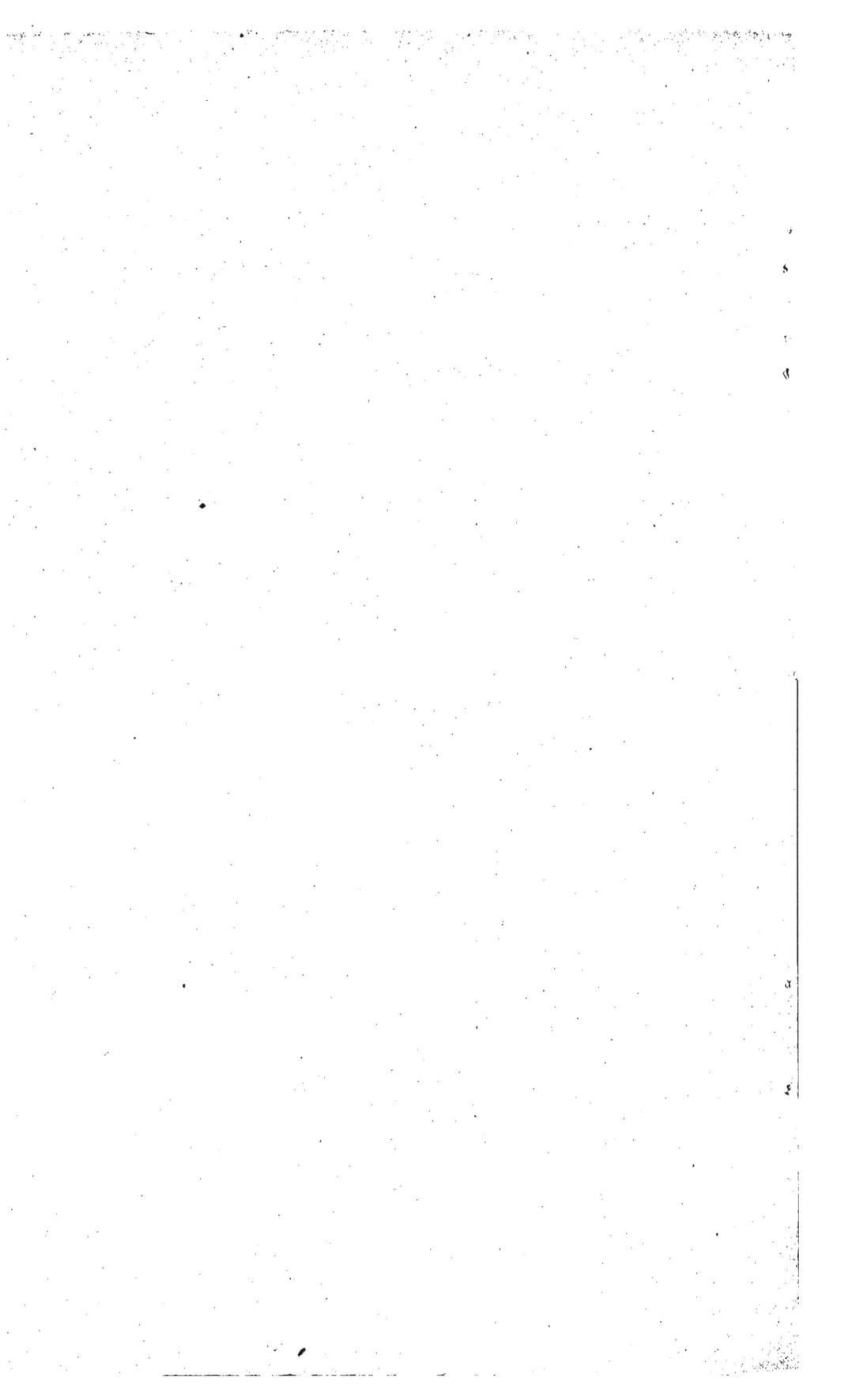

INDEX BIBLIOGRAPHIQUE

Adam. — Thèse de Bordeaux, 1901.

Arnaud (P.). — La Nervanine (Thèse de Montpellier, 28 juillet 1900).

Bibot. — Un nouveau procédé d'anesthésie chirurgicale (*Bulletin synd. médical de la première province de Namur,* juin 1900).

— De l'anesthésie par l'injection de cocaïne dans le canal rachidien (*Bulletin du synd. médical de la province de Namur,* août 1900).

Bier. — Neber cocaïnisirung des Rückenmarks (*Deutsche Zeitschrift für Chirurgie* 1899, t. II, p. 361).

— Bemerkungen zur cocaïnisirung des Rückenmarks (*Munch. méd. Woch.,* 4 septembre 1900, n° 36, p. 1226).

— Correspondance (lettre à M. Reclus, *Presse médicale,* du 3 avril 1900).

— Nouvelles recherches sur l'anesthésie rachidienne (*Presse médicale,* 27 avril 1901).

Bazy, G. Marchant, Routier. — Sur l'analgésie cocaïnique par voie rachidienne (Soc. de Chirurgie, séance du 15 mai 1901).

Brocard. — Soc. de Biol., 25 mai 1901 (*Presse méd.,* 1901).

Cathelin. — Soc. de Biol., 27 avril, 4 mai, 11 mai, 8 juin 1901. (*Presse méd.,* 15 juin 1901).

Cadol (A.). — L'anesthésie par les injections de cocaïne sous l'arachnoïde lombaire (Thèse de Paris, 1901).

Chaput. — Sur l'analgésie cocaïnique (*Pres. méd.* du 27 avril 1901).

Chipault. — Soc. de Biol., 1er juin 1981.

Colléville. — *Union méd. du Nord-Est,* 30 mai 1901 et *Gazette des hôp..,* 1901, n° 64, p. 620).

CHIPAULT. — La ponction lombo-sacrée (Acad. de Médecine, séance du 6 avril 1897).

Corning (J.-L.). — Spécial anœsthesia and local Medication of the cord (*New-York med. journ.* 1885, vol. XLII).

— *Medical Record*, 1888,vol. XXXIII, p. 291.— *Local anæsthésia,* Appleton 1886. - Pain, New-York, 20 octobre 1900.

— CORNING. — Som conservative jottings à propos of spinal anœsthésia (*Med. Record*, 20 octobre 1900).

DASTRE. — Les anesthésiques. *Nouv. Diction. de Physiol* Article : Cocaïne.

DENIS (E.). — 53 anesthésies médullaires par injection de cocaïne dans l'espace sous-arachnoïdien lombaire sur 51 malades. (Alger, Mustapha. Giralt, imprimeur, 1901).

DELBET (P.). — De l'anesthésie par injections intra-rachidiennes de cocaïne. (*Journal des praticiens,* 13 octobre 1900).

DIEZ (H.). — Etude des injections-arachnoïdiennes de chlorhydrate de cocaïne. (Thèse de Paris, 1900.)

DOLÉRIS et MALARTIC. — (1ᵉʳ mémoire). Analgésie obstétricale par injection de cocaïne dans l'arachnoïde lombaire. (Acad. de Médecine, 17 juillet 1980).

— Analgésie obstétricale par injection sous-arachnoïdienne de cocaïne. (Soc. d'obst. de gynéc. et de pédiatrie, 9 nov. 1900).

DOLÉRIS. — De la cocaïne en obstétrique. (Soc. méd. chirurg., séance du 15 avril 1901).

DOLÉRIS et PUECH. — *Presse méd.* du 1ᵉʳ mal 1901.

XXXᵉ Congrès allemand de chirurgie. *Presse médicale,* du 27 avril 1901).

DUMONT. — Zur cocaïnisirung des Ruckenmarks. (Correspond. Blatt f. Schweiz. Aerzte, 1ᵉʳ octobre 1900, n⁰ 19).

DUPAIGNE. — Sur les injections sous-arachnoïdiennes de cocaïne en obstétrique. (Acad. de Méd., 28 août 1900).

ENGELMAN (P.). — L'Eucaïne B dans l'anesthésie médullaire. (*Munch med. Woch,* novembre 1909, n⁰ 44, p. 1531).

FUSTER.— Troubles physiques et psychiques observés chez l'homme dans le cocaïnisme aigu expérimental (XIIᵉ Congrès international de médecine, Paris 2-9 août 1900. (Section de pathologie générale).

FRANCK (Fr.) — Action paralysante de la cocaïne sur les centres nerveux. (Arch. de physiol , 1892, p. 562).

EHRENFEST (Hugo). — A few remarks on the use of medullary narcosis in obstetrical cases. (*Med. Record*, 22 décembre 1900, p. 967).

O'GOLDAN. — Some observations on anest by intraspinal injections of cocaïne (*7 he med. News*, 1900, n° 19, p 719).

GOLEBSKSY. — De la cocaïnisation de la moelle. (*Gaz. de Bothin*, 1900, n° 18).

GUMPRECHT. — Anesthésie médullaire chirurgicale par injection sous-arachnoïdienne lombaire de cocaïne. (*Deuts. med. Woch*, juin 1900).

GUINARD (L.). — *Nouv. Diction. de physiol.* Article : *Anesthésie.*

HARN. — Neber cocaïnisirung des Ruckenmarks (*Mittheil f. d. grenzgeb der Medic, u. chirurg.*, Iéna, 14 septembre 1900, p. 336-341).

HEUMBERG. — Hémorragie mortelle de la queue de cheval à la suite d'une ponction lombaire. (*Tribune médicale*, 17 janv. 1900).

HEYDENREICH. — De la ponction lombaire. (*Sem. méd.*, n° 43, 1898).

HUGUENIN. — L'anesthésie générale par les injections de cocaïne sous l'arachnoïde lombaire. (Concours médical 1900, n° 25).

JABOULAY. — Drainage de l'espace sous-arachnoïdien et injection de liquides médicamenteux dans les méninges. (*Lyon médical*, 15 mai 1898).

JACOB. — Duralinfusion. (*Berlin, klin, Woch*, 23 et 30 mai 1898, n°s 21 et 22).

JONNESCO. — Quatre cas d'analgésie par injection de cocaïne sous le sac lombaire. (Bull. et Mém. de la Soc. de chirurgie de Bukarest, 11, 1900).

LEREIS. — Neber Medullarnarkose bei Gebarendem. (*Centr. für gyn.*, 15 juillet 1900, p. 724-729).

LABORDE. — Les dangers de l'injection intra-rachidienne de cocaïne. (Acad. de méd., séance du 26 mars 1901).

LEGUEU et HENDIRJY. — De l'anesthésie par l'injection lombaire intra-rachidienne de cocaïne et d'eucaïne. (*Presse médicale*, 27 octobre 1900, n° 89).

LABUSQUIÈRE. — De l'anesthésie par injection de cocaïne sous l'arachnoïde lombaire. (Ann. de gyn. et d'obst., 30 janvier 1901).

LEJARS, LEGUEU, CHAPUT, RECLUS. — Sur la rachicocaïnisation. (Soc. de chirurgie, séance du 22 mai 1901 et *Presse méd.*, du 25 mai 1901).

MARTIN (E.). — La ponction lombaire. (*Sem. médicale*, n° 43, 1898).

MARCUS. — Medullary narcosis Corning's methodits history and developpement. (*Méd. record*, 18 oct. 1900, p. 361).

MANEGA.—*La Riforma medica* (1900, n° 11, p. 110, n° 11, p. 122). *La Riforma med.*, décembre 1900, p. 697.

MARX.— *Med News*, 25 août 1900.

— Medullary narcosis during labor. (*Med record*, 6 oct. 1900).

— *Philadelphia medical journal*, 10 novembre 1900.

MORTON. — Is the subarachnoïdien injection of cocaïn the preferable anesthesia below the diaphragm ? (*Pacific. med*, 1900, n° 11, p. 801).

MURPHY. — Further experience wit subarachnoïdean injections of cocaïn for analgesia in all operations below the diaphragm (*The med. News*, 1900, n° 19, p. 722).

NÉLATON, SCHWARTZ, RICARD. — Sur l'analgésie cocaïnique par voie rachidienne. (Soc. de chirurg., séance du 8 mai 1901 et *Presse médicale*, du 11 mai 1901).

NICOLAENKOFF. — L'anesthésie par la cocaïnisation de la moëlle. Thèse de Paris, nov. 1900.

NICOLETTI. — Recherches expérimentales, histo-pathologiques et cliniques sur l'anesthésie médullaire (XIII° Congrès international de médecine de Paris, 2-9 août 1900).

— L'anesthesia cocaïnica del medollo spinale mercé iniezione sotto —arachnoïdea lombare (Arch. italiano de Gynecologia, août 1900, p. 300).

PASTEGA et LOVISONI. — L'anesthesia par iniezione di cocaïna nell' arachnoïde lombare. (Ann. de méd. naval, octobre 1900).

PITRES. — Les injections de cocaïne comme moyen de diagnostic du siège des excitations algésiogènes dans les affections névralgiques. (XIII° Congrès intern. de médecine de Paris, 2-9 août 1900. Section de Neurologie).

POUSSON et CHAVANNAZ. — Trois cas d'injection sous-arachnoïdienne de chlorhydrate de cocaïne. (*Journ. de Méd. de Bordeaux*, 4 février, n° 5, p. 89).

QUINCKE. — Die lumbalponction der Hydrocephalus. (*Berlin, klin. Woch*, 21 septembre 1891, n° 38.

RACOVICCANU-PITESCI. — Contribution à l'étude de l'anesthésie par la cocaïne injectée dans le canal rachidien (XIIIᵉ Congrès international de méd. de Paris, 2-9 août 1900).

RECLUS et WAHL. — *Revue de Chirurgie*, 10 février 1889. Société de Chirurgie, 1891, p. 761.

RECLUS.—Acad. de médecine, séance du 21 mai 1891. (*Sem.médicale*, 1893, janvier-mai-septembre.

— A propos de la stérilisation de solutions de cocaïne (Soc. de chirug., séance du 27 février 1901.

— Rapport sur l'anesthésie par les injections intra-rachidiennes de cocaïne. (Acad. de méd., séance du 19 mars 1901.)

— La méthode de Bier (Soc. de chirurg., séance du 8 mai 1901 et *Presse méd.* du 11 mai 1901.

RICHET. — *Nouv. diction. de Physiol.* Article : *Cocaïne*.

DE ROUVILLE. — Quelques faits personnels d'anesthésie médullaire chirurgicale. (*Nouveau Montpellier Médical*, 1900, n° 35).

ROUSSEL. — Thèse de Toulouse, 1901.

RUSCA. — Les injections intra-rachidiennes de cocaïne. (*Revista de ciencias medicas*, Barcelone, 25 juin 1900).

SABATINI.—Analgésia por injeccion subaracnoïdea de cocaïna. (Thèse de Buenos-Ayres, août 1900).

SALMON. — L'analgésie médullaire par injection sous-arachnoïdienne de cocaïne en chirurgie urinaire. (Thèse de Paris, déc. 1900.)

SICARD (A.). — Essais d'injections microbiennes, toxiques et thérapeutiques par voie céphalo-rachidienne. (Société de Biol., 30 avril 1898).

— Injection sous-arachnoïdienne de cocaïne chez le chien. (Société de Biologie, 30 mai 1889).

— Les injections sous-arachnoïdiennes. (Thèse de Paris, 1900).

— Société de Biologie, 20 avril, 4 mai, 25 mai 1901.

SOUQUES. — Société méd. des hôp., 10 mai 1901.

STOUFFS. — L'anesthésie médullaire par l'injection de cocaïne, procédé de Tuffier. (*La Presse-médicale Betge*, 14 octob. 1900, n° 44).

Tuffier (Th.). — Analgésie par injection cocaïnée dans l'espace sous-l'arachnoïdien lombaire. (Soc. de Chirurg., 29 nov. 1901

— Analgésie chirurgicale par l'injection de cocaïne sous l'arachnoïde lombaire. (Soc. de biologie, 11 nov. 1899 et *Presse médicale*, 15 nov. 1899, n° 91, p. 294).

— Anesthésie médullaire chirurgicale par injection sous-arachnoïdienne lombaire de cocaïne. (*Sem. méd.*, 16 mai 1900).

— De l'anesthésie médullaire par injection de cocaïne sous-l'arachnoïde lombaire. (XIII° Congrès intern. de médecine de Paris, 2-9 août 1900).

Tuffier et Hallion. — Expérience sur l'injection sous-arachnoïdienne de cocaïne. (Soc. de biol., 3 novembre 1900).

Tuffier. — Un mot d'histoire à propos de l'analgésie par voie rachidienne. (*Presse Médicale*, 7 nov. 1900, n° 12, p. 323).

Tuffier et Hallion. — Mécanisme de l'anesthésie par injection sous-arachnoïdienne de cocaïne. (Soc. de Biologie, 8 déc. 1900).

Tuffier. — Analgésie cocaïnique par voie rachidienne. (*Sem. Méd.*, 12 décembre 1900, p. 423).

— L'analgésie chirurgicale par voie chirurgicale. (Masson et Cie, éditeurs, Paris, janvier 1901).

— *Presse Médicale*, samedi 6 avril 1901.
L'analgésie cocaïnique par voie rachidienne. (Soc. de chir., séance du 17 avril 1901 et *Presse Médicale*, 24 avril 1901).

— Soc. de biologie, 11 mai 1901.

Walace Lee. — Subarachnoïdian injection of cocaïn as a substitue for général anesth, etc. (Saint-Louis, *Méd. Rev.*, oct. 1900, p. 285).

A. de Varigny. — Causerie scientifique. (*Le Temps* du 9 janv. 1901).

F. Villar. — De l'anesthésie chirurgicale médullaire par injection sous-arachnoïdienne lombaire de chlorhydrate de cocaïne. *Gaz. hebd. des sc. méd. de Bordeaux*, 23 nov. 1900, n° 47, p. 557.

Widal. — Soc. méd. des hôpitaux, 10 mai 1901.

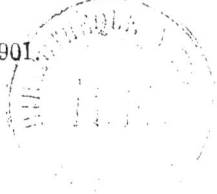

TABLE DES MATIÈRES

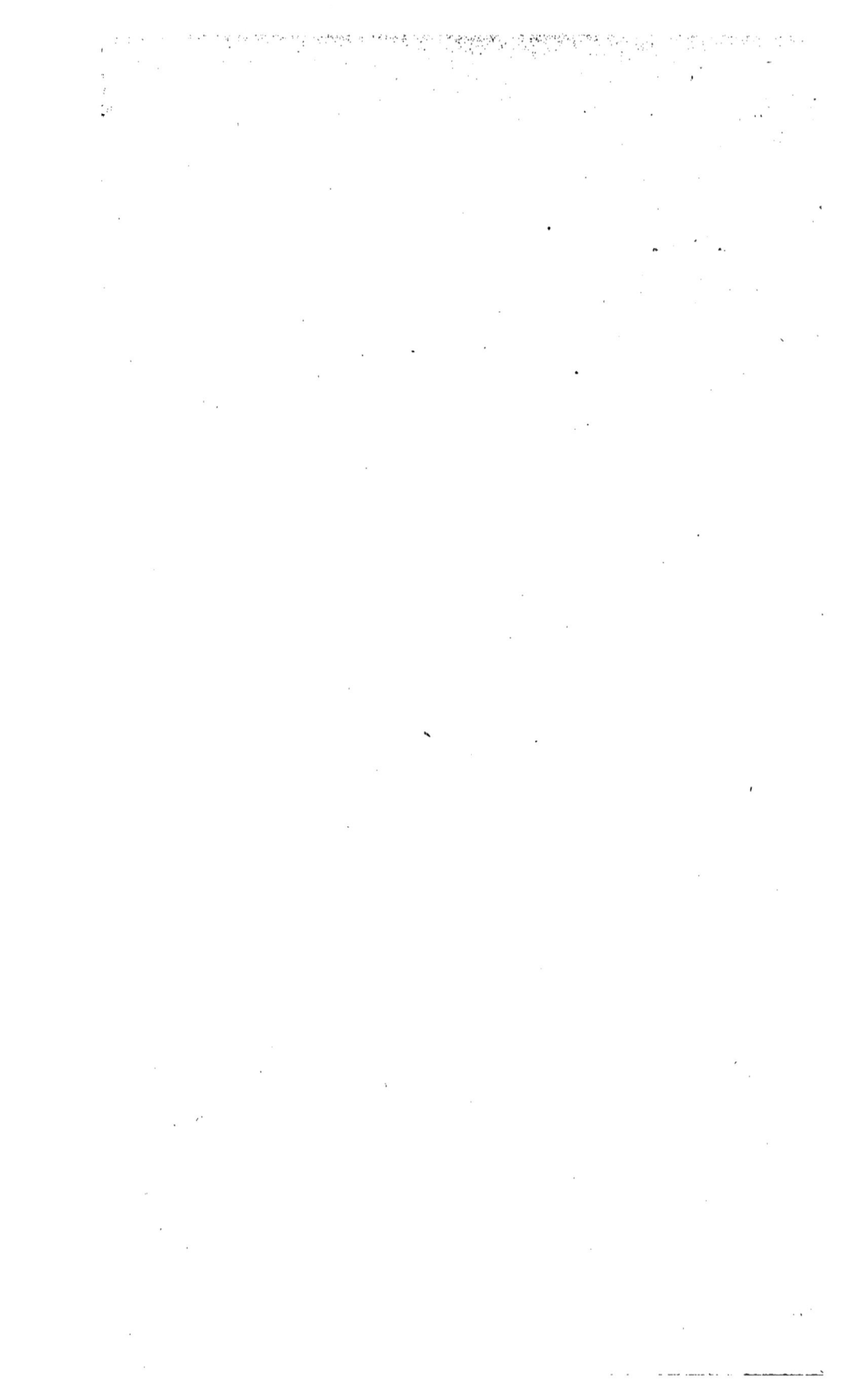

www.ingramcontent.com/pod-product-compliance
Lightning Source LLC
Chambersburg PA
CBHW071305200326
41521CB00009B/1906